SUR GRIN VOS CONNAISSANCES
SE FONT PAYER

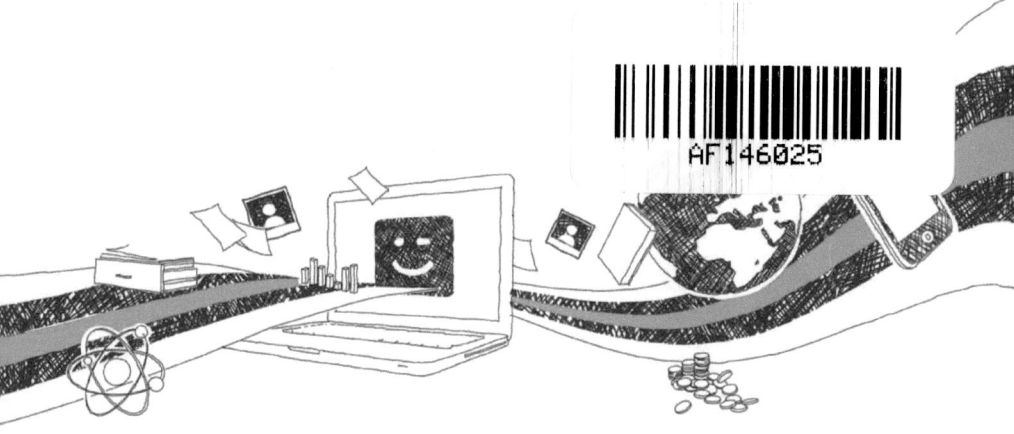

- Nous publions vos devoirs
  et votre thèse de bachelor et master

- Votre propre eBook et livre –
  dans tous les magasins principaux du monde

- Gagnez sur chaque vente

Téléchargez maintentant sur www.GRIN.com
et publiez gratuitement

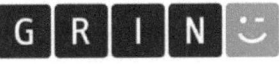

Bibliographic information published by the German National Library:

The German National Library lists this publication in the National Bibliography; detailed bibliographic data are available on the Internet at http://dnb.dnb.de .

Imprint:

Copyright © 2018 GRIN Verlag
Print and binding: Books on Demand GmbH, Norderstedt Germany
ISBN: 9783668646421

This book at GRIN:

https://www.grin.com/document/412059

Ali Kaddour

Prise en charge de la dysarthrie par la méthode LSVT

GRIN Verlag

GRIN - Your knowledge has value

Since its foundation in 1998, GRIN has specialized in publishing academic texts by students, college teachers and other academics as e-book and printed book. The website www.grin.com is an ideal platform for presenting term papers, final papers, scientific essays, dissertations and specialist books.

Visit us on the internet:

http://www.grin.com/

http://www.facebook.com/grincom

http://www.twitter.com/grin_com

Prise en charge de la dysarthrie cérébelleuse: Etude de cas

Kaddour Ali, Docteur en orthophonie, université Alger 2,

Orthophoniste, service neurochirurgie, CHU BEO.

Table des matières

Résumé :

Le terme de la dysarthrie, s'applique à tous les troubles de la réalisation de la parole liés à l'atteinte des diverses voies motrices qui commandes l'appareil phonatoire. La dysarthrie concerne non seulement l'atteinte de l'articulation de la parole mais également l'atteinte de la voix. De plus elle englobe ainsi aussi bien des troubles consécutifs à des lésions périphériques du système nerveux qu'à des lésions centrales. La dysarthrie cérébelleuse regroupe les altérations de l'articulation de la parole et la dysphonie consécutive à une atteinte bilatérale du cervelet ou des voies cérébelleuses. Cette atteinte se rencontre le plus fréquemment dans la sclérose en plaque, dans les traumatismes crâniens et dans les lésions vasculaire du tronc cérébral.

Actuellement, plusieurs méthodes de rééducation des troubles de la parole liés à ce type de dysarthrie sont pratiquées par les orthophonistes, néanmoins les résultats de certains de ces méthodes sont plus durables et efficaces que d'autres.

Reconnu comme méthode de référence dans la prise en charge des troubles de la voix liés à la dysarthrie en France, la méthode LSVT® reste méconnue au milieu hospitalier algérien. Dans cette étude, nous nous essayons de démontrer l'efficacité de la méthode LSVT® dans la prise en charge des troubles de la voix chez un patient atteint de la dysarthrie cérébelleuse.

Nous avons adopté l'analyse acoustique par le logiciel Praat® comme moyen objectives d'évaluation des résultats.

Mots clés :

Dysarthrie cérébelleuse, Méthode LSVT®, Praat®, milieu clinique algérien

Abstract :

The term dysarthria applies to all disorders of speech performance related to the attainment of the various motor pathways that control the phonatory apparatus. Dysarthria involves not only the attainment of the articulation of speech but also the attainment of the voice. In addition, it encompasses both disorders resulting from peripheral lesions of the nervous system and central lesions. Cerebellar dysarthria includes alterations in the articulation of speech and dysphonia resulting from bilateral involvement of the cerebellum or cerebellar pathways. This condition is most common in multiple sclerosis, head trauma and vascular brain stem lesions. Currently, several methods of rehabilitation of speech disorders related to this type of dysarthria are practiced by speech therapists, nevertheless the results of some of these methods are more durable and effective than others.

Recognized as a reference method in the management of voice disorders related to dysarthria in France, the LSVT® method remains unknown in Algerian hospital settings. In this study, we try to demonstrate the effectiveness of the LSVT® method in the management of voice disorders in a patient with cerebellar dysarthria. We adopted acoustic analysis by Praat® software as objective means of evaluating the results.

Key words :

Cerebellar dysarthria, LSVT® Method, Praat ®, Algerian clinical setting.

Introduction :

Les méthodes de rééducation orthophoniques de la dysarthrie prennent de plus en plus d'envergure, alors que les traitements pharmacologiques et neurochirurgicaux montrent des effets variables.

Dans une étude récente [1] menée pour objectif de déterminer les apports de différentes méthodes de rééducation orthophoniques référencés dans la littérature scientifique et prenant en charge la dysarthrie. Les auteurs concluent, que les méthodes intensives ciblant l'intensité vocale apportent les résultats les plus probants.

Parmi les méthodes, les plus reconnus, de rééducation orthophonique intensive de la dysarthrie, la méthode LSVT® est désormais la plus recommandée à l'échelle internationale.

Actuellement, cette méthode est classée comme une référence en France dans la prise en charge de la dysarthrie [2]. Elle a été élaborée aux États-Unis à la fin des années 1980 par l'orthophoniste Lorraine Ramig [3]. L'objectif principal de cette méthode de rééducation est de permettre au patient de retrouver une communication efficace et fonctionnelle au quotidien à travers un protocole de rééducation intensive de quatre séances, d'une heure par semaine pendant un mois. Le principe de la LSVT® est d'inciter le patient à trouver le comportement adaptatif adéquat, et l'adopter automatiquement face aux stimulations environnementales.

À travers cette, étude, nous allons examiner ou évaluer l'utilité d'un programme de rééducation orthophonique intensif, issu des bases de la méthode LSVT ® dans l'amélioration des caractéristiques acoustiques de la voix d'un patient qui présente une dysarthrie cérébelleuse.

1. Les troubles de la voix liés à la dysarthrie cérébelleuse :

Le circuit contrôlant la production de la parole regroupe l'aire de Broca, la région insulaire, le cervelet, le noyau caudé, le cortex prémoteur et l'aire motrice primaire.

La région paravermienne supérieure gauche à hauteur des lobules VI/VII jouerait un rôle déterminant dans l'apparition de la dysarthrie cérébelleuse. Néanmoins, certains auteurs incriminent plutôt la région supérieure paravermienne droite.

La vitesse d'élocution des patients cérébelleux est typiquement ralentie d'une manière générale, du fait des hésitations et des blocages. La parole du dysarthrique cérébelleux est connue par son caractère irrégulier et explosif.

La dysarthrie cérébelleuse peut avoir un caractère nasonné, saccadé, elle présente des sautes d'intensité et de brusque élévation de hauteur qui témoigne de la désorganisation de la pulsion phonatoire [4].

Dans une étude à propos de l'efficacité d'une rééducation intensive des troubles de la voix liés à la dysarthrie cérébelleuse par la méthode LSVT® Les auteurs [5] ont évalué les caractéristiques intrinsèques et co-intrinsèques de trois voyelles (a/i/u) avant et après l'application du protocole de rééducation LSVT ® au sein de contextes consonantiques variés sur une population de patients ataxiques et parkinsoniens. Les résultats montrent que la rééducation du sujet dysarthrique a pour effet de restaurer des contrastes sub-normaux. Cependant, les résultats obtenus après la rééducation LSVT ® dépend de plusieurs facteurs comme l'expérience de l'orthophoniste, l'ambition des patients, et d'autres facteurs sociaux culturelles.

2. Objective de l'étude :

Notre objective est de démontrer l'utilité de la méthode LSVT ® dans la prise en charge orthophonique des troubles de la voix liés à la dysarthrie cérébelleuse. Dans cette optique, nous avons effectué une analyse acoustique avant et après l'application de cette méthode de rééducation sur un patient atteint de la dysarthrie cérébelleuse. L'analyse acoustique est fondée sur l'analyse acoustique des caractéristiques de la voix en une seule situation:

- La phonation : tenue de la voyelle /a/.

Contrairement aux autres méthodes de prise en charge classiques, la méthode de rééducation LSVT® est une méthode de rééducation intensive qui a prouvé ces résultats de longue durée au prêt des patients dysarthriques. Malheureusement, la méthode LSVT® reste méconnue au sein des orthophonistes au milieu hospitalier algérien. Nous volons aussi par cette étude l'incitation des orthophonistes algériens à exploiter d'autres pistes de recherche dans le domaine des troubles de la parole d'origines neurologiques.

3. Protocole de recherche :

3.1. Lieu de recherche :

Les expérimentations se sont déroulées au sein du centre hospitalo-universitaire « Mustapha pacha » au service de neurologie à Alger. Le service accueille quotidiennement des patients atteints des maladies neurologiques venants de différentes régions du pays.

3.2. Présentation du cas :

M. L.M est un homme de 66ans parfaitement trilingues (Arabe dialectale/kabyle/Français), enseignant universitaire retraité depuis 6 ans. LM vit avec son épouse et son fils. Il est très entouré par ses proches. Le patient a préféré l'utilisation de la langue française en passation et en rééducation.

LM a présenté début avril 2014 un AVC hémorragique de la fosse postérieure, affectant l'hémisphère cérébelleux moyen gauche. Au plan clinique cet hématome avait entraîné un syndrome cérébelleux cinétique gauche, une ataxie cérébelleuse majeure (une dysarthrie cérébelleuse, une hypoesthésie droite, une diplopie dans le regard latéral vers la gauche). Cet AVC hémorragique été la conséquence de la rupture d'une fistule durale falco-tentorielle gauche. Celle-ci avait pu être traitée par embolisation. L'IRM confirme un développement progressif d'une hypertrophie des olives bulbaires. Après plusieurs séances de rééducation de kinésithérapie, le patient arrive à se déplacer à l'aide d'une canne.

Lors du bilan cognitif, LM obtient le score de 28 au MMSE. Ce qui correspond à la norme. Il se plaint néanmoins d'un important trouble de respiration et de déglutition. Le bilan vocal met en évidence une dysarthrie légère avec un score de 04/20 à l'analyse perceptive de la BECD. La voix de LM peut être décrite comme monotone aigue, avec des difficultés de variation de la hauteur et de l'intensité, le timbre est brouillé plein de bruits. L'analyse montre une atteinte principale de la prosodie. LM reste tout à fait intelligible.

3.3. Recueil des données :

Au début des expérimentations, nous avons recueilli le maximum d'informations sur le sujet, à travers le dossier médical et un questionnaire anamnestique. Le sujet été invité à émettre un /a/ tenu le plus longtemps possible. Les enregistrements vocaux ont été effectués par le logiciel Praat®. Avant de commencer l'épreuve, il était demandé au sujet de se tenir le plus naturellement possible, les bras le long du corps, sans tendre le cou vers le microphone.

3.4. L'analyse acoustique :

Les différentes caractéristiques acoustiques étés mesurés par le logiciel Praat®. Pour les calculs de la fréquence fondamentale (F0), l'intensité moyenne jitter, shimmer, rapport harmoniques/bruit (H/N), et le temps maximum de phonation, nous avons toujours procédé de la même manière pour sélectionner la portion de signal à analyser, au milieu du signal.

4. Outils de recherches :

4.1. Le logiciel Praat® :

Il s'agit d'un logiciel libre, d'analyse et de reconstruction des signaux acoustiques de la parole. Il peut être téléchargé à l'adresse suivante : http://www.praat.org. Praat® est un outil très souple pour faire de l'analyse acoustique. Il présente un éventail très vaste de fonctionnalités standard et non-standard, parmi lesquelles l'analyse spectrale, la synthèse articulatoire et les réseaux neuronaux d'échantillons de voix.

4.2. Batterie d'évaluation clinique de la dysarthrie (BECD) :

La batterie d'Évaluation clinique de la dysarthrie, parue, en 1998, et revue ,en 2006, par Pascal Auzou, neurologue et Véronique Rolland-Monnoury, orthophoniste, se compose de diverses épreuves permettant d'évaluer les dysarthries, quelle qu'en soit l'origine. Nous avons choisi d'utiliser le score perceptif pour qualifier le degré de sévérité de la dysarthrie de nos patients. Cette épreuve répertorie cinq critères d'analyse de la voix : caractère naturel, qualité vocale, réalisation phonétique, prosodie et intelligibilité. Toutes les catégories sont cotées sur quatre points (0 = pas d'anomalie et 4 = anomalie sévère ou quasi permanente).

Le score total est sur 20 points :

· 0 : la parole est normale.

· De 1 à 6 : la dysarthrie est légère.

· De 7 à 13 : la dysarthrie est modérée.

· De 13 à 16 : la dysarthrie est sévère.

· De 16 à 20 : la dysarthrie est très sévère.

4.3. Le Mini-Mental State Examination (MMSE) :

Le MMSE est un test de première intention dans le diagnostic de troubles cognitifs. Il a été créé par Folstein en 1975. Il est composé de cinq épreuves : orientation temporo-spatiale, mémoire, langage, attention et calcul et praxies constructives. Le score total est de 30 points. Pour les besoins de notre mémoire, nos patients devaient obtenir un score supérieur à 26 points, autrement dit une absence de démence.

4.4. Protocole thérapeutique LSVT® :

Élaborée aux Etats-Unis à la fin des années 1980 par l'orthophoniste Lorraine Ramig, la LSVT® est une méthode de rééducation vocale intensive à destination des patients atteints de la MP. Ce traitement porte le nom de la première patiente rééduquée par cette méthode. Elle est introduite en France en l'an 2000 en tant que méthode de référence lors de la conférence de consensus [6].

4.5. Principes de la LSVT® :

La LSVT® a pour objectif de permettre au patient de retrouver une communication efficiente et fonctionnelle au quotidien, grâce à cinq principes de base :

- viser une cible unique : parler fort le patient doit se focaliser sur sa voix ; tous les exercices sont centrés uniquement sur la voix et son intensité.
- fournir une énergie, un effort intense en permanence.
- suivre un programme intensif.
- améliorer le calibrage sensori-moteur : le patient doit retrouver une perception juste et objective de l'intensité de sa voix. Il doit être en mesure d'augmenter spontanément son intensité pour communiquer.
- quantifier les performances : le thérapeute délivre les résultats au patient à l'aide de mesures instrumentales.

La LSVT® repose sur un programme intensif qui se déroule sur quatre semaines à raison de quatre séances d'une heure par semaine, complété par un travail personnel soutenu.

Dans notre étude, nous avons utilisé les graphes fournis par le logiciel Praat® comme moyen de visualisation des résultats en temps réel [7].

1er partie de la thérapie (enchainement des exercices)

Tenue d'un « a » :

Le patient doit effectuer douze à quinze /a/ le plus fort et le plus longtemps possible, de bonne qualité et sans forçage. Les objectifs principaux de cette tâche sont de favoriser le rapprochement des cordes vocales et d'améliorer la coordination pneumo-phonique [8]. Le patient augmente alors l'amplitude du signal et doit être en mesure de pouvoir le reproduire en fournissant l'effort nécessaire.

Variation de hauteur :

Cette activité consiste à produire douze à quinze sons aussi aigus et aussi graves que possibles, en maintenant une intensité élevée. Les modulations de hauteur ont des effets positifs sur l'intonation, l'étendue vocale et permettent de retrouver une parole plus naturelle et expressive [9].

Ex n°1 :

l'orthophoniste doit montrer au patient la différence entre un son grave et un son aigu.

aaaaaaaaaaaaaaaaaaaaaaaaaaaaaaaaaaaaaaaaaaa (grave)

iiiiiiiiiiiiiiiiiiiiiiiiiiiiiiiiiiiiiiiiiiiiiiiiiiiiiiiiiiiiiiii (aigue)

ooooooooooooooooooooooooooooooooooooo (grave)

iiiiiiiiiiiiiiiiiiiiiiiiiiiiiiiiiiiiiiiiiiiiiiiiiiiiiiiiiiiiiiiiiii (aigue)

Phrases fonctionnelles :

Le patient choisit dix phrases qu'il utilise dans sa vie quotidienne et les répète trois à cinq fois par séance en utilisant sa voix forte et en augmentant progressivement l'intensité à chaque essai. L'objectif de cet exercice, à visée écologique, est de transposer la voix forte du patient dans sa communication quotidienne.

Ex n°2 :

Répétition phrases (Arabe, Français, Kabyle)

Autres exercices pour améliorer l'intensité et la hauteur de la voix :

Ex n°3 :

Comptez de 1 à 10 en commençant par une voix très douce et en augmentant progressivement la force de la voix ; chaque chiffre doit être prononcé plus fort que le précédent.

1 2 3 4 5 6 7 8 9 10

Ex n°4 :

Faire le même exercice mais en commençant par une voix très forte en diminuant peu à peu l'intensité de la voix chaque chiffre doit être prononcé plus doucement que le précédent.

10 9 8 7 6 5 4 3 2 1

Ex n°5 :

Compter en prononçant un chiffre fort puis un chiffre doucement puis à nouveau un fort, un doucement, et ainsi de suite.

1, 2, 3, 4, 5, 6, 7, 8, 9, 10,....

Ex n°6 :

Faire varier l'endroit au vous mettez plus de volume.

1, 2, 3, 4, 5, 6, 7, 8,...

Ex n°7 :

Faire le même exercice que précédemment mais en tenant le plus longtemps possible une voyelle 'a', 'o ', 'i', au lieu de compter.

a ⟋‾‾ a   a ‾‾⟍ a

a---------------a---------------a-----------------a----------------a-----------------a

2eme partie de la thérapie (exercice hiérarchiques)

Ces exercices ont pour objectif de transférer les habiletés entraînées lors des variables quotidiennes dans des situations de parole fonctionnelles. Les tâches proposées au patient sont de plus en plus complexes : mots, locutions, phrases, lectures courtes puis longues, conversations courtes puis longues. Le patient peut lui-même fournir les supports qui l'intéressent [10].

Ex n° 8 :

Production d'automatismes linguistiques – Récitation

Ex n°9 :

Dénomination orale : mots, actions

Ex n°10 :

Lecture de mots et de phrases à haute voix

Ex n°11 :

Discours narratif oral

Ex n°12 :

Interview dirigé

Travail à domicile :

Le patient doit reprendre les trois variables quotidiennes et l'un des exercices hiérarchiques travaillés en séance. Lorsqu'il bénéficie de sa rééducation orthophonique dans la journée, le patient travaille de plus seul, à domicile, dix à quinze minutes. Les jours où il n'a pas de prise en charge, il réalise ces mêmes activités deux fois dans la journée pendant quinze minutes [11]. Le travail à domicile permet d'assurer le lien entre la prise en charge et le quotidien du patient afin de faciliter son adhésion aux soins.

EXERCICES QUOTIDIENS A FAIRE CHEZ SOI

Souvenez-vous : pendant la durée du traitement, vous devez travailler **deux fois par jour, tous les jours.** Lorsque vous travailler avec l'orthophoniste travaillez une autre fois chez vous, pendant au moins 10 minutes.

Les jours où il n'y a pas de séance, vous devez travailler deux fois durant 15 minutes minimum. Matériel nécessaire : une pendule ou une montre indiquant les secondes, un crayon.

NOM ....

DATE :................................. HEURE : ....

Variables quotidiennes :

1. Prendre une respiration ample et confortable et dire un /a/ fort, de bonne qualité et aussi long que possible.

Enregistrez la durée à chaque fois.

....

2. Essayez d'attraper la note la plus haute possible sur /a/ et tenez-la 3 à 5 secondes.

Cochez une case à chaque fois que vous avez réussi.

☐ ☐ ☐ ☐ ☐ ☐

3. Essayez d'attraper la note la plus basse possible sur /a/ et tenez-la 3 à 5 secondes.

Cochez une case à chaque fois que vous avez réussi.

☐ ☐ ☐ ☐ ☐ ☐

4. En utilisant une voix très forte, lisez 10 phrases personnelles de votre liste.

Cochez une case à chaque fois que vous avez réussi.

☐ ☐ ☐ ☐ ☐ ☐ ☐ ☐ ☐

5. Exercices progressifs : Lire à voix forte :

Exercices de transfert :

Entraînez votre voix forte en conversation avec :

Exercice de transfert dans la vie quotidienne :

Nb :

- Avant de commencer la rééducation par la méthode LSVT le thérapeute doit s'assurer d'une bonne compréhension des objectives de la thérapie par le patient, afin de bénéficier de sa collaboration [12].

- L'efficacité de la méthode LSVT a également été démontrée, dans une moindre mesure, dans d'autres pathologies neurologiques (sclérose en plaques, dysarthrie ataxique, AVC).

Suivi de la rééducation :

Après la session de rééducation intensive, il est recommandé au patient de poursuivre les exercices proposés lors de la prise en charge plusieurs fois par semaine. Une nouvelle session de LSVT®, généralement plus courte, peut être à nouveau entreprise à nouveau après la fin de la rééducation si la parole se dégrade. Néanmoins, les effets positifs de la prise en charge peuvent perdurer jusqu'à deux ans après la fin de la session de LSVT®.

Mise en place du protocole expérimentale :

1. Pré test :

Le pré teste a été réalisé juste avant le début de la prise en charge du type LSVT®. Il a été constituer des enregistrements vocaux.

2. Contexte de prise en charge :

La prise en charge s'est réalisée au domicile de patient. Les séances se sont déroulées dans une pièce calme de l'habitation.

3. Déroulement des séances :

Le programme s'est déroulé sur quatre semaines, à raison de quatre séances d'une heure par semaine. Nous avons suivi le protocole LSVT® et proposé les exercices décrits dans la méthode. Toutes les données ont été relevées à chaque séance sur une fiche récapitulative dans le but de proposer un feed-back au patient sur ses productions et d'objectiver l'évolution de sa voix au fil des séances. Les expérimentations se sont déroulées de mars à avril 2017.

4. Post test:

Le post teste s'est déroulé dans les mêmes conditions que le pré test, le lendemain de la dernière séance de rééducation. Nous avons effectué l'enregistrement vocal.

Résultats : analyse et discussion

L'efficacité d'une méthode de rééducation orthophonique par rapport à d'autres, ce mesurer principalement par les différences métriques objectives recueillies à l'aide d'un outil d'évaluation fiable [13] avant et après l'application de la méthode. Dans l'analyse des résultats de cette étude, nous allons exposer d'abord dans deux tableaux différents les caractéristiques acoustiques évaluées par le logiciel Praat® avant et après l'application de la méthode de rééducation LSVT®. Ensuite nous discutons les données obtenues de chaque caractéristique acoustique vis-à-vis aux références théoriques, afin de juger la valeur de notre travail [14].

Fréquence fondamentale (F0) Hz	Intensité moyenne dB	Jitter (local) %	Shimmer (Local)	Rapport harmonique sur bruit H/B dB	Temps maximum de phonation TMP (seconde)	Number of voice Breaks
243	57	4,83	21	2	13	10

Tableau N° (1) : résultat de l'analyse acoustique de la voix du patient LM avant l'application du protocole de rééducation LSVT®.

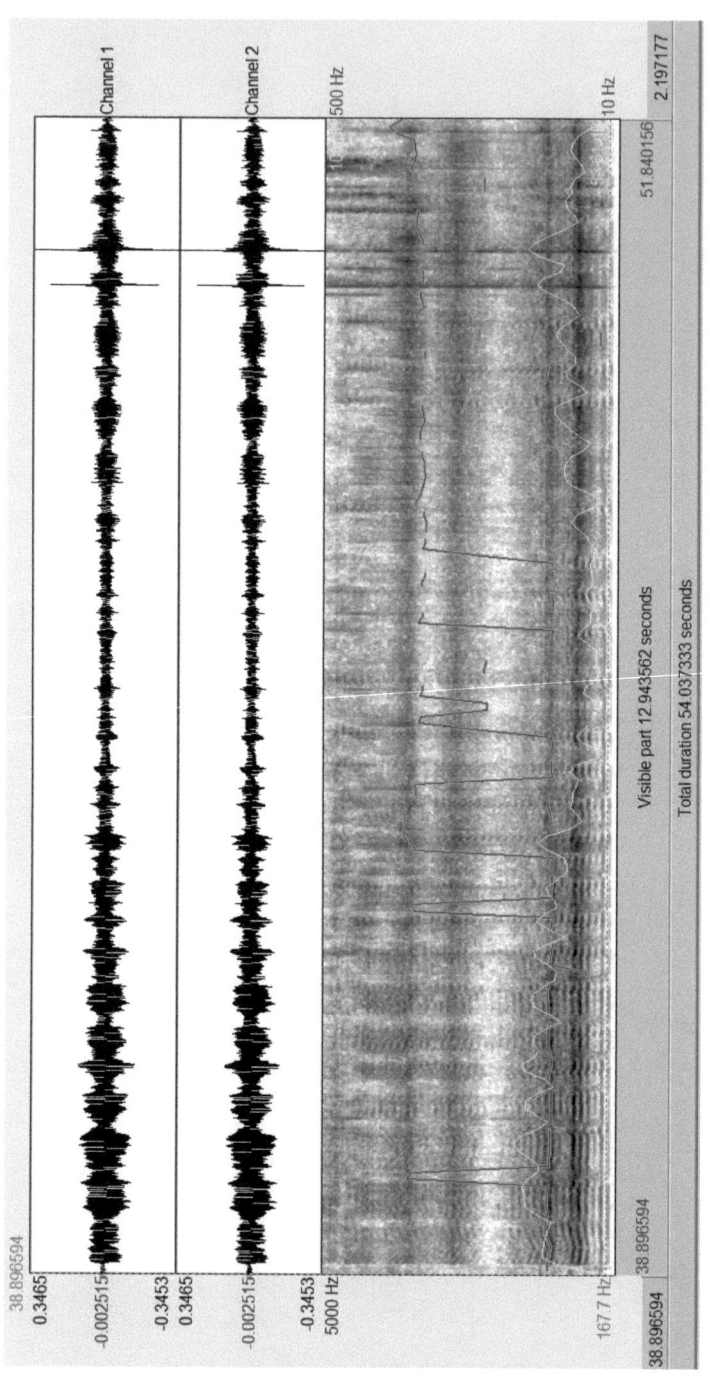

Image N° 1 : Représentation spectrographique par le logiciel Praat ® des caractéristiques acoustique de la voix du patient LM avant la rééducation.

Fréquence fondamentale (F0) Hz	Intensité moyenne dB	Jitter (local) %	Shimmer (Local)	Rapport harmonique sur bruit H/B dB	Temps maximum de phonation TMP (seconde)	Voice Breaks
207	68	1,62	15,09	07	11	01

Tableau N° (2) : résultat de l'analyse acoustique de la voix du patient LM après l'application du protocole de rééducation LSVT®.

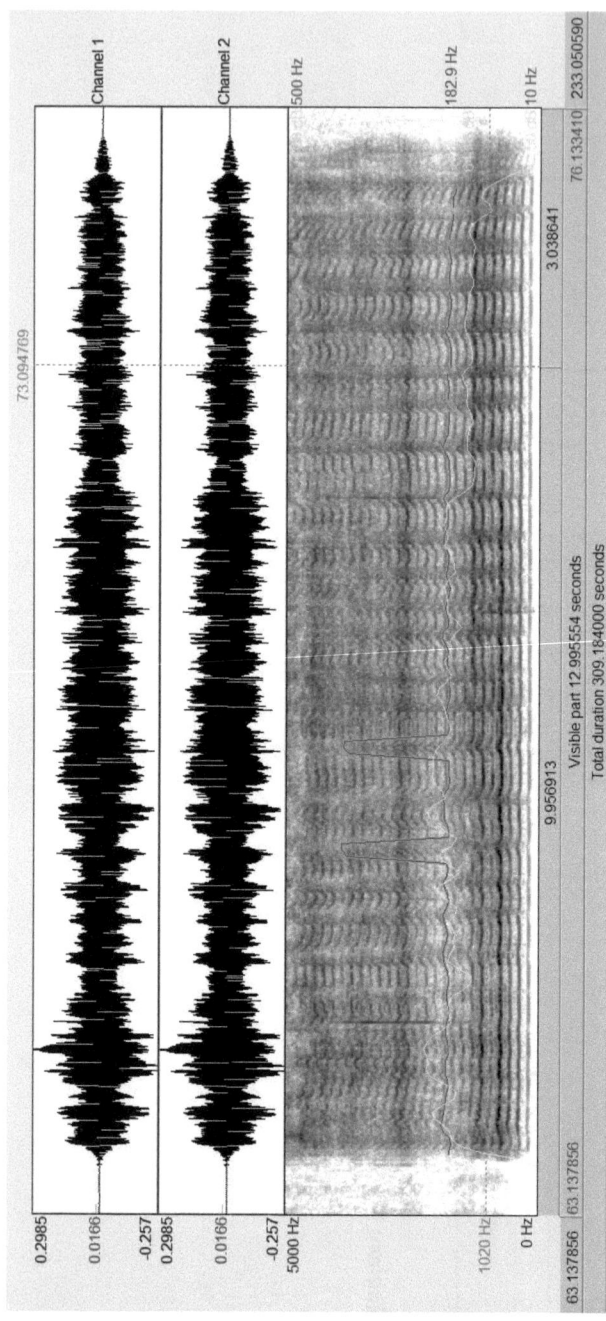

Image N° 2 : Représentation spectrographique par le logiciel Pratt ® des caractéristiques acoustiques de la voix du patient LM après la rééducation.

22

La fréquence fondamentale (F0) :

Rappelons que la fréquence fondamentale d'une voix est considérée comme normale lorsqu'elle est comprise entre 110 et 165Hz chez l'homme, et entre 220 et 330Hz chez la femme [15].

Dans notre étude, l'analyse acoustique de la hauteur de la voix du sujet LM est évaluée à 243 Hz avant la rééducation. Cette hauteur de la voix est pathologique par rapport à la norme, témoigne de la désorganisation de la pulsion phonatoire et une possible émission vocale en voix des plis vestibulaires.

Après la rééducation, en note une amélioration de la valeur de la fréquence fondamentale qui est évaluée à 207 Hz. Nous pouvons joindre cette amélioration à une augmentation de la tension et la rigidité des plis vocaux.

L'intensité moyenne :

Lors de l'émission de la voyelle /a/ tenue, l'intensité de la voix chez un homme adulte dépasse dans la moyenne 70[16] dB, elle dépend de la pression sous glottique et l'étendue vocale. L'intensité de la voix de notre patient est évaluée à 57 dB avant la rééducation, elle est belle et bien réduite, résultat d'une mauvaise coordination pneumophoniques [17] et la présence d'un sérieux problème respiratoire. Les troubles de la respiration chez un patient qui présente un syndrome cérébelleux sont une donnée fréquente, compte tenu de la caractéristique topographique de la lésion cérébrale [18].

Après la rééducation, l'intensité s'est améliorée significativement. Elle est évaluée à 68 dB, résultat d'un travail efficace de renforcement de la rigidité des plis vocaux.

Le Jitter local :

Les résultats présentés dans les tableaux N° 1 et N° 2 font référence au Jitter moyen, qui reflète les perturbations à court terme de la fréquence fondamentale [19]. Le seuil norme pathologique du Jitter local est inférieur à 1,04% de l'ensemble des pulsations glottiques d'un cycle vibratoire, selon le manuel du logiciel Praat®. Nous considérons que le Jitter de la voix du sujet est pathologique, malgré une nette amélioration de Jitter après la rééducation. Cette perturbation est probablement une conséquence d'une mauvaise fermeture glottique lors de la phonation et une altération de la coordination pneumo phonique.

Shimmer local :

Le Shimmer reflète les variations de l'intensité de la voix à court terme. Dans notre étude le shimmer est pathologique chez notre sujet, résultat d'une défaillance mécanique [20] de la musculature laryngé est la coordination pneumo phonique, ce qui donne à la voix son caractère monotone et rigide. Les résultats de l'analyse acoustique démontrent une amélioration significative de cette mesure après la rééducation. Rappelons que le seuil norme pathologie, est inférieur à 3,04 % selon le manuel du logiciel Praat.

Rapport harmonique sur bruit :

Le rapport harmonique sur bruit (H/N), indique la proportion de bruit dans le signal acoustique. Il est considéré comme un bon prédicateur de la perception d'un souffle [21]. De plus, sa valeur est proportionnelle au degré de dysphonie. Cependant, il n'est généralement pathologique que dans les dysphonies sévères. Le rapport harmonique sur bruit est pathologique chez notre sujet, même après la rééducation ce qui rapporte cliniquement une mauvaise fermeture glottique lors de la phonation. Nos résultats, indiquent que l'intensité de bruit dans la voix est plus importante que l'intensité des harmoniques. Chez un individu qui ne présente pas un trouble de la voix grave l'intensité des harmoniques de la voix doit dépasser 20 dB l'intensité de bruit lors de la phonation.

Temps maximum de phonation (TMP) et nombre de Voice Breaks :

Le Voice Breaks indique le nombre des ruptures pathologiques des cycles vibratoires lors de l'émission vocale [22]. Ces ruptures sont en générales en lien avec un dysfonctionnement de la synergie motrice des muscles vocale [23], très souvent observées dans les dysphonies d'ordre neurologique. Les résultats obtenus dans cette étude mirent l'accent sur l'efficacité du protocole de rééducation LSVT® à réduire le nombre des ruptures dans le signal vocal de 10 à une seule rupture lors de l'émission de la voyelle tenue /a/.

Le TMP permet de révéler une fuite glottique à la phonation et/ou une mauvaise coordination pneumophonique [24]. En présence d'une dysphonie, la durée du TMP est généralement d'autant plus raccourcie que la dysphonie est importante. Un TMP est considéré comme normal pour une valeur:

-supérieure ou égale à 15 secondes chez les hommes
-supérieure ou égale à 10 secondes chez les femmes [25].

Compte tenue de son trouble respiratoire important, le TMP, chez notre sujet reste inchangé après la rééducation.

Conclusion :

Les résultats de cette recherche dévoilent une grande efficacité du protocole LSVT ® dans la prise en charge des différentes perturbations acoustiques de la voix engendrées par la dysarthrie cérébelleuse. L'analyse acoustique démontre une amélioration cliniquement significative de toutes les caractéristiques acoustiques évaluées, malgré la durée de rééducation proportionnellement réduite. Nous nous, prévoyons d'élargir l'échantillon expérimental pour confirmer nos résultats à travers d'autres expérimentations.

Dans cette optique, il serait très intéressant d'appliquer le protocole de réhabilitation vocale LSVT® au près des patients qui présentent des altérations de la voix en rapport avec les lésions des lobes frontaux. tels que celles observées suite au traumatisme crânien, les séquelles des phénomènes d'expansion intra crânienne…etc. Afin de juger la possibilité de considérer ce protocole de rééducation comme outil de référence dans la prise en charge du handicap vocal, dans les différents services de neurologie en Algérie.

Références:

1- Atkinson-Clement, C., Sadat, J., Pinto, S., Prise en charge de la dysarthrie dans la maladie de Parkinson : comparaison des rééducations orthophoniques, Revue neurologie, 1, 172, 2016,(163-204).

2- Atkinson-Clement, C., Ibid.

3- Ramig L. O. Sapir S. Contryman S., Intensive voice treatement (LSVT) for patients with parkinson's disease, Jornal of neurol neurosurg psychiatry,71, 2001, (8-493).

4- Marino, M., Habas, C., Le cervelet de l'anatomie et la physiologie à la clinique humaine, Springer-Verlag, 2013, (235).

5- Baudelle, E., Vassière, J., Renard, J.L., Roubeau, B., Chevrier-Muller, Caractéristique vocalique intrinsèques et co-intrinsèques dans les dysarthries cérébelleuses et parkinsonienne. Folia Phoniatr logp, 55, 2003, (137-146).

6- Ziégler, M., La rééducation des troubles de la communication et de la sphère ORL : conférence de consensus, Revue Neurologique, 156, 2000, (211-216).

7- Kaddour, A., L'évaluation objective et subjective de l'handicap vocal chez le parkinsonien Algerien, Revue pensée et sociétés, 31, 2016, (157-172).

8- Benaissa, A., Maladie de parkinson : 21 personnes prises en charge, Midi quotidien national d'information, 2008, 25 Février, (15).

9- Conférence de consensus sur la maladie de Parkinson, Revue neurologique, 156, 2000, (1-294).

10- Baudelle, E., Ibid.

11- Corpelet, D., et Mondain M., Particularités physiologiques de la voix de l'enfant, Journal de Pédiatrie et Puériculture, 12, 1990, (07-480).

12- Darley F.L., Aronson A.E., Brown J.R. Clusters of deviant speech dimensions in the dysarthrias, Jornal of speech hearing research, 12,3, 1969, (462-496).

13- Defebvre, L., La maladie de Parkinson et les syndromes parkinsoniens apparentés, Médecine nucléaire, 31, 2007 (304-313).

14- De Angelis, E.C., Mourao, L.F., Ferraz, H.B, Behlau, M.S, Pontes, P.A.L., Andrade, L.A.F., Effect of voice rehabilitation on : oral communication of Parkinson's disease patients, Acta Neurol Scand,96, 1997, (199–205).

15- Dromey, C., Kumar, R., Lang A.E., Lozano, A.M., Aninvestigation of the effects of subthalamic nucleus stimulation on acoustic measures of voice, Mov Disord, 15, 2005, (8-132).

16- Dromey, R., Ibid.

17- Gentil. M., Garcia-Ruiz, P., Pollak, P., Benabid A.L., Effect of stimulation of the subthalamic nucleus on oral control of patients with parkinsonism, Journal of Neurol Neurosurgery and Psychiatry, 67, 1999, (33-329).

18- Gentil, M., Pinto, S., Pollak, P., Benabid, A.L., Effect of bilateral stimulation of the subthalamic nucleus on parkinsonian dysarthria, Brain Lang, 85, 2003, (6-190).

19- Giovanni, A., Objective evaluation of dysphonia : Preliminary results of a device allowing simultaneous acousticand aerodynamic measurements, Folia Phoniatrica et Logopeadica Karger, 48,1996, (175-185).

20- Ghio, A., Pouchoulin, G., Giovanni, A., Approches complémentaires pour l'évaluation des dysphonies : bilan méthodologique et perspectives, Travaux Interdisciplinaires du 313 Laboratoire Parole et Langage d'Aix-en-Provence (TIPA), 26, 2007, (33–74).

21- Giovanni, A., Ibid.

22- Hogikyan, N.D., Sethuraman G. (2000). Validation of an instrument to measure voice-related quality of life, Journal of Voice, 14, 3, 2000, (557-569).

23- Hirano, M., Psycho-acoustic evaluation of voice: GRBAS scale for evaluating the hoarse voice, Clinical Evaluation of Voice, Springer Verlag, Wien, 1981, (233-320).

24- Jacobson, B.H., Johnson, A., Grywalski, C., Silbergleit, A., Jacobson, G., Benninger,M.S., & Newman, C.W., The Voice Handicap Index (VHI): development and validation, Speech Lang Pathol, 6, 1997, 66-70.

25- Hirano, M., Ibid.

26- Johnson, J.A., Pring, T.R., Speech therapy and parkinson's disease : a review and further data, Jornal of disord commun, 25, 1990, (94-183).

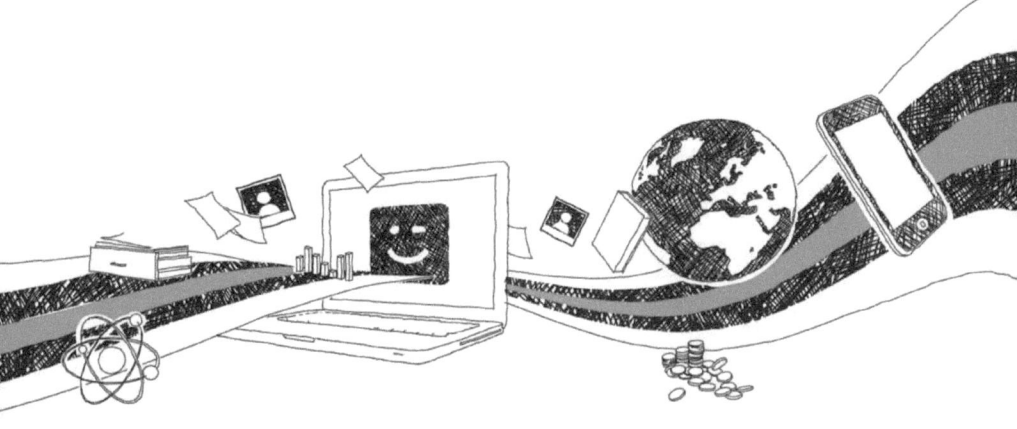
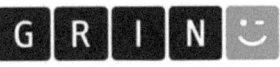